Amina Mnejja
Dhekra Toumi
Raja Faleh

# Doença de Niemann Pick e gravidez

**Amina Mnejja**
**Dhekra Toumi**
**Raja Faleh**

# Doença de Niemann Pick e gravidez

**Imprint**

Any brand names and product names mentioned in this book are subject to trademark, brand or patent protection and are trademarks or registered trademarks of their respective holders. The use of brand names, product names, common names, trade names, product descriptions etc. even without a particular marking in this work is in no way to be construed to mean that such names may be regarded as unrestricted in respect of trademark and brand protection legislation and could thus be used by anyone.

Cover image: www.ingimage.com

This book is a translation from the original published under ISBN 978-620-6-70974-9.

Publisher:
Sciencia Scripts
is a trademark of
Dodo Books Indian Ocean Ltd. and OmniScriptum S.R.L publishing group

120 High Road, East Finchley, London, N2 9ED, United Kingdom
Str. Armeneasca 28/1, office 1, Chisinau MD-2012, Republic of Moldova, Europe
Printed at: see last page
ISBN: 978-620-7-84887-4

# Doença de Niemann Pick e gravidez

Amina Mnejja

Dhekra Toumi

Raja Faleh

Departamento de Ginecologia e Obstetrícia

Centro de Maternidade e Neonatologia de Monastir

# Biografia

Amina Mnejja, médica residente em obstetrícia e ginecologia Apaixonada pela Internet, pela leitura e pela investigação científica, dedica-se plenamente à sua especialidade, ao mesmo tempo que cultiva os seus interesses variados.

## Palavras chave

Niemann Pick, Défice, Esfingomielina, Esfingomielinase ácida, Enzimoterapia.

# Resumo

## Introdução

A deficiência de esfingomielinase ácida (ASM) (esfingomielina fosfodiesterase; EC 3.1.4.12) é um erro inato do metabolismo que leva à acumulação de esfingomielina nas células e nos tecidos e causa a condição clínica conhecida como doença de Niemann-Pick.

## Palavras chave

Niemann Pick, Deficiência, Esfingomielina, Esfingomielinase ácida, Enzimoterapia.

# Relato de caso

Relatamos o caso de uma doente AB seguida por doença de Niemann Pick desde a infância. Foi submetida a uma cesariana de emergência às 38 semanas devido a um hematoma retroplacentário pós-traumático. A atonia uterina foi controlada por tratamento médico. A evolução pós-operatória foi simples.

# Conclusão

Desde a descoberta dos primeiros doentes com a doença de Niemann Pick, há mais de um século, foram feitos enormes progressos na decifração da fisiopatologia desta doença e no desenvolvimento de novos tratamentos.

# Introdução

A deficiência de esfingomielinase ácida (ASM) (esfingomielina fosfodiesterase; EC 3.1.4.12) é um erro inato do metabolismo que leva à acumulação de esfingomielina nas células e nos tecidos e causa a condição clínica conhecida como doença de Niemann-Pick.

É rara, com uma incidência estimada entre 0,4 em 100.000 e 0,6 em 100.000 recém-nascidos (1,2,3).

A doença de tipo A, que tem uma predileção pelos judeus Ashkenazi, é uma doença neurodegenerativa grave da infância, caracterizada por atraso psicomotor progressivo, atraso de crescimento, hepatoesplenomegalia, mácula vermelho-cereja e morte aos três ou quatro anos de idade.

A doença de tipo B é pan-étnica e caracteriza-se por hepatoesplenomegalia, trombocitopenia, doença pulmonar intersticial e dislipidemia, com a maioria dos doentes a apresentar pouco ou nenhum envolvimento neurológico. A disfunção hepática, os estigmas da retina e o atraso de crescimento também podem estar presentes, mas são mais variáveis.

A doença de tipo C é uma doença geneticamente distinta que resulta de um defeito no tráfico intracelular de colesterol com acumulação secundária de glicoesfingolípidos. Ainda não foi estabelecido nenhum tratamento específico para a doença de Niemann Pick tipo A.

Protocolos de gestão conservadora, como a redução do colesterol sérico, a suplementação de oxigénio e a transfusão de produtos sanguíneos, podem ser implementados para a doença de Niemann Pick tipo B (4).

Além disso, o transplante de medula óssea levou a uma redução do volume do baço e do fígado e a um aumento do número de células do sangue periférico, bem como a uma redução da infiltração pulmonar em alguns doentes com doença de Niemann Pick tipo B (5- 8).

Embora a terapia de substituição enzimática não faça atualmente parte do protocolo de tratamento padrão na doença de Niemann Pick, os investigadores estão a trabalhar em ensaios clínicos de fase inicial para avaliar a eficácia da terapia de substituição enzimática na fase inicial para avaliar a eficácia do ASM recombinante no tratamento de manifestações não neurológicas em adultos com doença de Niemann Pick tipo B (7).

A hemorragia pós-parto (HPP) é a principal causa de mortalidade materna em todo o mundo.

A HPP grave pode resultar em mortalidade e morbilidade maternas e é uma emergência obstétrica que deve ser tratada meticulosamente (8).

# Relato de caso

Doente AB, 22 anos, primípara, seguida desde a infância por doença de Niemann-Pick.

Procurou os serviços de urgência por dores pélvicas e metrorragia pós-traumática na sequência de uma queda das escadas com um ponto de impacto abdominal às 38 semanas.

Exame: contratura uterina, ou seja, um verdadeiro ventre de madeira e metrorragia negra mínima. Ecografia: atividade cardíaca positiva.

Diagnóstico de um hematoma retroplacentário num bebé vivo.

Uma cesariana de urgência, complicada por atonia uterina, controlada por tratamento médico (dose máxima de ocitocina, ácido tranexâmico e nalador).

Foi efectuada uma transfusão de produtos sanguíneos lábeis.

Acompanhamento pós-operatório simples.

O bebé adaptou-se bem à vida fora do útero.

# Discussão

O pediatra alemão Albert Niemann descreveu o primeiro doente com a doença de Niemann Pick em 1914, num bebé judeu Ashkenazi que apresentava uma hepatoesplenomegalia maciça e uma evolução neurodegenerativa rapidamente progressiva que levou à sua morte aos 18 meses de idade (9).

Os doentes do tipo B não apresentam sinais evidentes de envolvimento do SNC, mas a hepatoesplenomegalia pode ser profunda e acompanhada de sinais de insuficiência hepática (10-12).

Os triglicéridos séricos e o colesterol LDL estão frequentemente elevados, enquanto o colesterol HDL é baixo. Os pulmões são frequentemente afectados na doença de Niemann Pick tipo B e a função pulmonar está muitas vezes comprometida.

Uma auréola castanho-avermelhada pode também rodear a mácula nos olhos destes doentes e, em alguns casos, pode ser identificada uma mancha vermelho-cereja distinta. Também foram descritos doentes com achados intermédios entre os tipos A e B desta doença (13).

A doença de Niemann-Pick tipo C (NPC) é uma doença hereditária autossómica recessiva de armazenamento lisossómico.

Totalmente distinta dos tipos A e B (deficiência de esfingomielinase), caracteriza-se principalmente por anomalias no transporte intracelular do colesterol exógeno, com acumulação lisossómica de colesterol não esterificado.

Estas anomalias, presentes nos fibroblastos cutâneos em cultura, são utilizadas para o diagnóstico biológico.

Estudos conjuntos de complementação genética e de ligação demonstraram que as mutações em dois genes distintos, NPC1 e NPC2, podem causar a doença de NPC.

O gene NPC1, localizado no 18q11 e identificado em 1997, está mutado em mais de 95% das famílias. Mais recentemente, em 2000, o HE1, localizado em 14q24.3, foi reconhecido como o gene envolvido no segundo grupo de complementação, muito raro, e passou a chamar-se NPC2.

Os fenótipos clínicos e bioquímicos dos doentes pertencentes ao grupo C1 ou C2 são indistinguíveis.

A doença de Niemann-Pick tipo C (NPC) é uma doença rara de armazenamento lisossomal de lípidos que se manifesta com um espetro heterogéneo de fenótipos clínicos, que vão desde sintomas viscerais a sintomas neurológicos e psiquiátricos.

Algumas das manifestações clínicas mais comuns desta doença neurovisceral incluem hepatoesplenomegalia, distonia, ataxia, convulsões e declínio cognitivo. Embora os primeiros sintomas possam surgir em qualquer idade, desde o período neonatal até à sexta década de vida, a manifestação mais comum ocorre na infância, levando frequentemente à morte prematura. A etiologia desta doença monogenética é atribuída, em cerca de 95% dos casos, a mutações autossómicas recessivas no gene NPC1, enquanto os restantes 5% dos doentes com NPC são portadores de mutações no gene NPC2. O NPC1 codifica uma grande proteína do endossoma tardio/lisossoma com 13 domínios transmembranares que interage com a pequena proteína solúvel codificada pelo

NPC2. O modelo de transferência hidrofóbica postula que a NPC2 transfere o colesterol para o domínio N-terminal da NPC1. A sua ação cooperativa assegura que o colesterol e outros lípidos são exportados dos endossomas/lisossomas tardios, regulando assim a homeostase lipídica celular. A estrutura cristalina de um grande fragmento de NPC1 humana sugere que o "domínio de deteção de esteróis" forma uma cavidade bidirecional aberta tanto para o lúmen endossómico como para a lâmina luminal da bicamada lipídica. Com base nestes resultados, estudos celulares demonstraram que as mutações no domínio de deteção de esteróis da NPC1 estão associadas à acumulação de colesterol não esterificado. Para além da sua função proposta como transportador de lípidos, o NPC1 regula os locais de contacto, facilitando a troca de lípidos entre organelos.

Clinicamente, a doença NPC é heterogénea. Nas formas típicas, a gravidade da doença deve-se a lesões neurológicas progressivas. As manifestações neonatais, caracterizadas por hepatoesplenomegalia e iterícia colestática, estão, no entanto, presentes em quase 40% dos doentes. Uma forma neonatal rara caracteriza-se por uma doença respiratória intersticial letal.

Uma vez que a deficiência da atividade da SAM é caraterística dos doentes com os tipos A e B, a quantificação da atividade desta enzima em células apropriadas, tais como leucócitos circulantes ou fibroblastos de pele em cultura, é o procedimento de diagnóstico confirmatório padrão (14,15).

A sequenciação do gene SMPD1 também pode ser utilizada para confirmar o diagnóstico, mas não deve ser utilizada como indicador de diagnóstico de primeira linha.

A presença de células vacuoladas em esfregaços de sangue periférico ou de medula óssea é também uma indicação da doença, mas não é diagnóstica na ausência de confirmação enzimática e/ou genética.

Recentemente, foram também desenvolvidos testes enzimáticos em manchas de sangue seco para detetar doentes com NPD dos tipos A e B (15).

O diagnóstico diferencial dos doentes do tipo A e B deve incluir a doença de Gaucher e a doença de Niemann Pick do tipo C.

Os testes bioquímicos e/ou genéticos efectuados num laboratório fiável permitem distinguir facilmente estas doenças.

Os tipos A e B da doença de Niemann Pick são herdados como características recessivas e o grau de envolvimento clínico depende em grande medida do tipo de mutações SMPD1 herdadas.

No entanto, como o gene SMPD1 está sujeito a imprinting, os fenótipos podem também dever-se, pelo menos em parte, à herança de mutações específicas nos alelos maternos ou paternos.

Curiosamente, foram relatados achados clínicos e laboratoriais anormais em indivíduos heterozigóticos portadores de uma única mutação no gene SMPD1 (16).

Isto pode também dever-se à herança de uma única mutação "grave" da SMPD1 no cromossoma materno, preferencialmente expressa.

Apesar das melhorias nos programas de cuidados pré-natais e pós-natais, a HPP continua a ser uma das principais causas de mortalidade e morbilidade materna no nosso país e em todo o mundo (9).

A HPP pode resultar de uma variedade de causas obstétricas: atonia uterina, distúrbios hemorrágicos maternos, placentação anormal, retenção de placenta, inversão uterina, etc. (10).

As doenças de Niemann Pick tipo A e B são doenças hereditárias raras de armazenamento lisossómico (1, 2).

Os doentes com o tipo B desta doença podem sobreviver até à idade adulta e podem apresentar várias complicações, dependendo da gravidade da doença.

As principais causas de morte em doentes com diabetes tipo B são a insuficiência cardíaca e o acidente vascular cerebral, complicações respiratórias, complicações hemorrágicas, complicações do transplante de medula óssea, neurodegeneração e doença hepática grave (1, 3).

O início precoce da doença e a esplenectomia são dois factores principais que aumentam a taxa de mortalidade, uma vez que estes dois factores dão uma indicação da gravidade da doença, de acordo com estudos recentes (1, 3).

A hemorragia relacionada com o trauma, a hemorragia pós-operatória, a rotura da veia esplénica e a hemorragia gastrointestinal/varicosa foram as principais causas de mortalidade.

Esplenomegalia, No entanto, tanto quanto sabemos, não foi relatado na literatura nenhum caso de um doente que tenha morrido em consequência de HPP.

Os avanços no tratamento dos erros inatos do metabolismo incluem ensaios clínicos recentes de substituição enzimática, privação de substratos, terapia com chaperones farmacológicos e transplante de células estaminais.

# Conclusão

Desde a descoberta dos primeiros doentes com a doença de Niemann Pick, há mais de um século, foram feitos enormes progressos na decifração da fisiopatologia desta doença e no desenvolvimento de novos tratamentos.

Graças aos contributos do Dr. Brady e dos seus colegas, sabemos agora que estes doentes têm duas anomalias metabólicas distintas: a deficiência de ASM nos tipos A e B desta doença e a esterificação do colesterol no tipo C.

Neste último grupo, sabemos também que a esterificação do colesterol é um fator de risco para a saúde.

Neste último grupo, sabemos também que existem duas anomalias distintas nos genes e proteínas que podem ser responsáveis pelo metabolismo anormal do colesterol (NPC1 e NPC2).

A leucopenia e a trombocitopenia tenderam a agravar-se com o tempo, e o perfil lipídico aterogénico tendeu a permanecer marcadamente anormal, apesar de alguma normalização dos níveis de triglicéridos.

Além disso, a função pulmonar deteriorou-se progressivamente e as transaminases séricas permaneceram elevadas.

Infelizmente, muitas das características desta doença progressiva não podem ser tratadas com as terapêuticas disponíveis.

A anomalia metabólica subjacente, como a substituição enzimática ou a terapia genética, pode revelar-se eficaz no tratamento das anomalias hematológicas, lipídicas, pulmonares e hepáticas desta doença.

# Referências

1. Meikle P, Hopwood JJ, Clague AR, Carey WF. Prevalência de doenças de armazenamento lisossómico. JAMA1999;281:249–254. [PubMed: 9918480]

2. Poorthuis BJHM, Wevers RA, Kleijer WJ, et al. The frequency of lysosomal storage diseases in The Netherlands. Hum Genet 1999;105:151-156. [PubMed: 10480370]

3. Pinto R, Caseiro C, Lemos M, et al. Prevalência das doenças de depósito lisossómico em Portugal. Eur J Hum Genet 2004;12(2):87-92. [PubMed: 14685153]

4. M. M. McGovern, N. Lippa, E. Bagiella, E. H. Schuchman, R. J.Desnick, e M. P. Wasserstein, "Morbidity and mortality in type B Niemann-Pick disease," Genetics inMedicine, vol. 15, no. 8, pp. 618-623, 2013.

5. S. D. K. Kingma,O. A. Bodamer, and F. A. Wijburg, "Epidemiology and diagnosis of lysosomal storage disorders; Challenges of screening," Best Practice & Research Clinical Endocrinology & Metabolism, vol. 29, no. 2, pp. 145-157, 2015.

6. M. P. Wasserstein, A. Aron, S. E. Brodie, C. Simonaro, R. J. Desnick e M. M. McGovern, "Acid sphingomyelinase deficiency: Prevalence and characterization of an intermediate fenótipo da doença de Niemann-Pick," Journal of Pediatrics, vol. 149, no. 4, pp. 554-559, 2006.

7.M. M. McGovern, M. P. Wasserstein, B. Kirmse et al, "Novel first-dose adverse drug reactions during a phase I trial of olipudase alfa (recombinant human acid sphingomyelinase) in adults with Niemann-Pick disease type B (acid sphingomyelinase deficiency)," Genetics in Medicine, vol. 18, no. 1, pp. 34-40, 2016.

8.L. Say, D. Chou, A. Gemmill et al, "Global causes of maternal death: a WHO systematic analysis," The Lancet Global Health, vol. 2, no. 6, pp. e323-e333, 2014.

9. Wasserstein MP, Desnick RJ, Schuchman EH, Hossain S. The natural history of type B Niemann-Pick disease: results from a 10-year longitudinal study. Pediatrics. 2004; 114:e672-e677. [PubMed: 15545621]

10. McGovern MM, Wasserstein MP, Giugliani R, Bembi B. A prospective cross-sectional survey study of the natural history of Niemann-Pick disease type B. Pediatrics. 2008; 122:e341-e349. [PubMed: 18625664]

11. Hollak CE, de Sonnaville ES, Cassiman D, Linthorst GE, Groener JE, Morava E, Wevers RA, Mannens M, Aerts JM, Meersseman W, Akkerman E, Niezen-Koning KE, Mulder MF, Visser G, Wiljburg FA, Lefeber D, Poorthuis BJ. Doentes com deficiência de esfingomielinase ácida (ASM) nos Países Baixos e na Bélgica: espetro da doença e curso

natural em doentes atenuados. Mol. Genet. Metab. 2012; 107:526-533. [PubMed: 22818240]

12. Pavlů-Pereira H, Asfaw B, Poupctová H, Ledvinová J, Sikora J, Vanier MT, Sandhoff K, Zeman J, Novotná Z, Chudoba D, Elleder M. Deficiência de esfingomielinase ácida. Variabilidade do fenótipo com prevalência de fenótipo intermédio numa série de vinte e cinco doentes checos e eslovacos. Um estudo com várias abordagens. J. Inherit. Metab. Dis. 2005; 28:203-207. [PubMed: 15877209]

13. Gal AE, Brady RO, Hibbert SR. A practical chromogenic procedure for the detection of homozygotes and heterozygous carriers of Niemann-Pick disease. N. Engl. J. Med. 1975; 293:632-636. [PubMed: 239343]

14. He X, Chen F, Dagan A, Gatt S. A fluorescence-based, high-performance liquid chromatographic assay to determine acid sphingomyelinase activity and diagnose types A and B Niemann-Pick disease. Anal. Biochem. 2003; 314:116-120 [PubMed: 12633609]

15. Legnini E, Orsini JJ, Mühl A, Johnson B, Dajnoki A, Bodamer OA. Analysis of acid sphingomyelinase activity in dried blood spots using tandem mass spectrometry. Ann. Lab. Med. 2012; 32(5):319-323. [PubMed: 22950066

16. Lee CY, Krimbou L, Vincent J. Compound heterozygosity at the sphingomyelin phosphodiesterase-1 (SMPD1) gene is associated with low HDL cholesterol. Hum. Genet. 2003; 112:552-562. [PubMed: 12607113]

# Índice

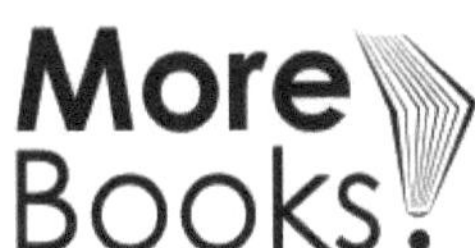


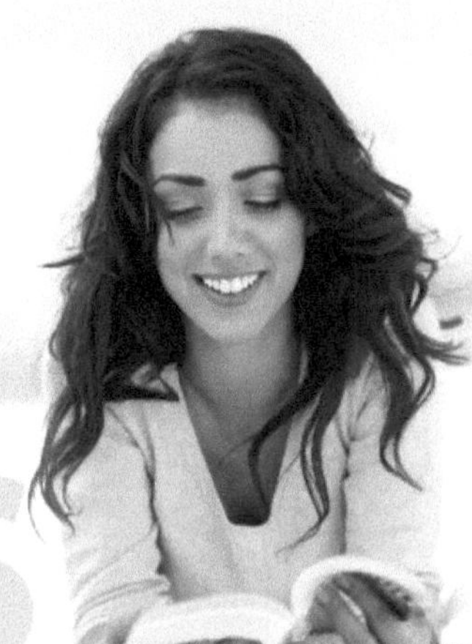

# yes I want morebooks!

Buy your books fast and straightforward online - at one of world's fastest growing online book stores! Environmentally sound due to Print-on-Demand technologies.

Buy your books online at
**www.morebooks.shop**

Compre os seus livros mais rápido e diretamente na internet, em uma das livrarias on-line com o maior crescimento no mundo! Produção que protege o meio ambiente através das tecnologias de impressão sob demanda.

Compre os seus livros on-line em
**www.morebooks.shop**

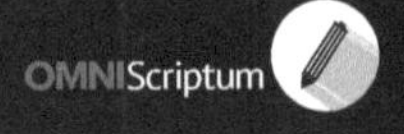

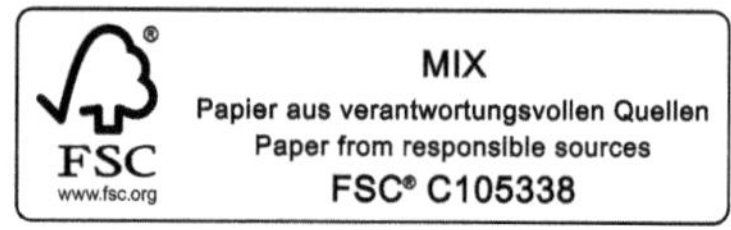


Printed by Books on Demand GmbH, Norderstedt / Germany